中國書店藏版古籍叢刊

金·劉完素 撰·明·王肯堂 輯

傷寒標本心法類萃

中國書店

出版説明

《古今醫統正脉全書》，明王肯堂匯輯。

王肯堂（一五四九—一六一三），字宇泰，號損庵，自號念西居士，江蘇金壇人。早年攻讀文史，精通醫學，曾任福建參政等職。晚年隱居家鄉，廣泛搜集歷代醫學文獻，匯輯成《古今醫統正脉全書》。

《古今醫統正脉全書》，又稱《醫統正脉全書》，包括《黄帝素問靈樞經》《針灸甲乙經》《中藏經》等四十四種中醫典籍。該叢書爲醫學史上匯刻較早的醫學叢書，保存了不少珍貴的古代醫學文獻。各個醫書的版本，王肯堂多據宋元版醫書考證，受到了後世醫者、校刊者的重視。《古今醫統正脉全書》自成書後，于明萬曆二十九年（一六〇一）由新安吴勉學最早刊刻；清代時江陰朱文震再次鏤版刷印；至民國十二年（一九二三），北平中醫學社根據朱文震刻版修補版片，刷印發行。

鑒于其中中醫文獻的珍貴價值，此次中國書店據清江陰朱文震刻版（經民國北平中醫學社修補版片）擇取部分醫書刷印。由于年代久遠，原版偶有殘損，刷印時特參照原書對殘損之頁進行了必要補配，以保持完整。該書的出版，不僅有利于中醫理論研究、中醫古籍文獻整理，也爲保存、傳播我國中醫藥文化作出了積極貢獻。

中國書店出版社
癸巳年夏月

傷寒標本心法類萃卷上

江陰朱氏校刊本

金　河間劉完素著

傷風

傷風之証頭疼項強肢節煩疼或目痛肌熱乾嘔鼻塞手足溫自汗出惡風其脈陽浮而緩陰浮而弱此爲邪在表已上傷風之証皆宜桂枝湯第二次以解肌傷寒汗出怕風而加項強痛者桂枝葛根湯第三傷風及無汗者雖已服桂枝湯反煩不解而無裏証者先刺風池風府卻與桂枝葛根湯服之不若通用雙解散五十一

免致有桂枝麻黃之悞傷風自汗白虎湯二十二金匱方太陽病無汗而渴者不可與白虎湯

傷寒

傷寒之證頭項病疼腰脊強身體拘急惡寒不煩燥無自汗或致頭面目疼肌熱鼻乾或胸滿而喘手足指末微厥脈浮數而緊者邪在表以上傷寒之証皆宜麻黃湯第一以發其汗傷寒冒風頭目痛四肢拘倦比金散四十六不若通用天水散四十九或雙解散之類五十一甚佳無使藥不中病而益加害也○白虎合涼膈散

二十三乃調理傷寒之上藥傷風甚妙

中暑

中暑之証身熱頭痛背寒面垢自汗煩燥大渴口乾倦怠而身不痛或時惡寒或畏日氣脈虛而弱無問表裏通宜白虎夏月感冒發熱煩渴五苓散二十四桂枝甘露飲三十四黃連香薷飲五十二或雙解散或裏熱甚腹滿而脈沈可下者大承氣湯下之或三一承氣湯尤妙半表半裏者小柴胡涼膈天水散

中濕

中濕之證一身盡疼重者發黃關節煩疼發熱鼻塞時或腹滿脹大便利脈沈而緩以上中濕之證先用雙解散微微汗之次用五苓散或淡滲散桂苓甘露飲曾用甘露飲不愈卻用黃連解毒則愈問曰若劑止土之甘此屬土故以火劑燥土其病則愈

風寒俱中

風寒俱中之証頭痛項強肢體疼手足溫爲中風反無汗惡寒脈浮緊爲傷寒也或頭項疼腰脊强身體拘急指末微厥不自汗爲傷寒反煩燥而脈緩者爲傷風也

風則傷衛寒則傷榮榮衛俱傷則表裏熱甚者通宜以大青湯或雙解散最妙

內外傷寒

始得脈便沉而裏病表和者內傷也脈浮而表病裏和者外傷也病在身體四肢爲表病病在胸腹之內爲裏病內傷通解散外傷雙解散內外一切所傷通神散然不若雙解散以子和爲之三法至神

一切汗候

風寒暑濕飢飽勞逸憂愁思慮恚恐悲怒四時中外諸

邪所傷但覺身熱頭疼拘倦强痛無問自汗無汗增寒發熱渴與不渴微甚傷寒疫癘汗病兩感風氣雜病一切舊病發作三日裏外並宜雙解散設若感之勢甚本難解者常服雙解散三兩日間亦漸可減並無所損或裏熱極甚腹滿實痛煩渴譫妄須可下者三乙承氣湯爲妙或下後未愈或下証未全或大汗前後逆氣或汗後餘熱不解或遺熱復勞或染他人病氣汗毒傳染或中瘴氣羊氣牛氣一切穢毒并漆毒酒毒食毒一切藥毒及墜墮打撲傷損疼痛或久患風眩頭疼中風偏枯

破傷風洗頭風風癇病或婦人產後諸疾小兒驚風積熱瘡瘍疹痘無問日數但以雙解散服之周身中外氣血宣通病皆除愈然雙解乃通仙之藥但除孕婦及產後月經過多并泄瀉者勿與服之惟年老人最宜自有造化於中矣

傳染

凡傷寒疫癘之病何以別之蓋脈不浮者傳染也設若以熱藥解表不惟不解其病反甚而危殆矣其治之法自汗宜以蒼朮白虎湯無汗宜滑石涼膈散散熱而愈其不解者通其表裏微甚隨証治之而與傷寒之法皆

無異也雙解散益元散皆為神方

表証

凡表証脈浮身體肢節疼痛惡風惡寒者可汗之不可下也傷寒無汗麻黃湯傷風自汗桂枝湯一法不問風寒通用雙解散或天水散最妙

裏証

凡裏証脈實而不浮不惡寒及惡風身不疼自汗譫語不大便或咽乾腹滿者可下之不可汗也以上之証宜

小承氣湯大承氣湯調胃承氣湯選而用之一法不問風寒暑濕或表裏兩証俱不見但無表証而有可下者通用三乙承氣湯下之此藥發峻効使無表熱入裏而無結胸及痞之衆疾也或熱結極深而諸藥數下畢竟不能利不救成死者大承氣湯加甘遂一錢匕下之病在裏脈沈細者無問風寒暑濕或表裏証俱不見或內外諸邪所傷有汗無汗心腹痛滿譫妄煩燥畜熱內盛但是脈沈者宜三乙承氣湯合解毒湯下之解毒調胃承氣湯能瀉大熱

表裏証

表裏俱見之証或半表或半在裏之証者謂前表裏二証病在相兼有欲汗之而有裏病欲下之而表病未解汗之不可吐之又不可法當和解傷風白虎湯傷寒中風或兩感小柴胡湯一法不問風寒暑濕用涼膈散天水散二藥合一服用煎解之或表熱多裏熱少天水一涼膈半或裏熱多表熱少涼膈一天水半表熱極裏有微熱身疼頭痛或眩或嘔不可汗吐下者天水涼膈散合和解之解之又不能退其熱者用黃連解毒湯表裏

之熱俱微者五苓散表裏之熱俱盛者大柴胡湯微下之更甚者大柴胡合大承氣湯下之雙除表裏之熱服雙解散之後若不解病已傳變後三日在裏法當下之殊不知下之太早則表熱乘虛而入裏遂成結胸虛痞懊憹發黃之證輕者必危危者必死但宜平和之藥宜散其表和解其裏病勢或有汗而愈或無汗氣和而愈用小茈胡涼膈天水合和主之病在半表半裏用小茈胡涼膈散合和而解之或小茈胡合解毒湯如服熱勢未退者大柴胡合三乙承氣湯表裏俱微半表半裏若裏微者宜大柴胡合黃連解毒湯合服諸小柴胡湯證後病不解表裏熱勢更甚而心下急鬱微煩或發熱汗出不解心下痞鞕嘔吐不利或陽明病多汗或少陰病下利清水心下痛而口乾或太陰病腹滿而痛或無表裏證但發熱七八日雖脈浮而數而脈在肌肉實數而滑者並宜大柴胡湯病至七八日裏熱已甚表漸微脈雖浮數用三乙承氣湯合解毒下之下證未全不可下者用白虎湯或知母石膏湯脈洪燥裏有微熱不可汗者用黃連解毒湯

汗後不解

凡是表證法當汗之依法汗之其病又不解汗後不解其證前後別無異證者通宜涼膈散調之以退其熱無使熱甚危極也除此之外這勝小柴胡湯兩感至此而已汗後餘熱用益元散或小柴胡湯宜或人参石膏湯傷寒大發汗汗出不解反無汗脈尚浮者蒼朮白虎湯解之傷寒用桂枝湯發後半日許復熱煩脈浮者再宜桂枝湯汗後不解下證未全者白虎湯汗後煩躁不得眠微熱而渴五苓散汗後不解中外有熱口乾煩渴柴

胡飲子解表之後尚未愈者解毒涼膈天水散能調順陰陽洗滌藏府

下後不解

凡是裏證法當下之依法下之其病又不解或大下後或再三下後熱勢尚甚而不退本氣虛損而不能實擬更下之恐下晚而立死不下之則熱極而死寒涼諸藥不能退其熱勢之甚者或濕熱內餘下利不止熱不退者或因大下後濕熱利不止而熱不退脈弱氣虛不可更下者或諸濕熱內餘小便赤澁大便溏泄頻併少腹

而急痛者必欲作痢也通宜黃連解毒湯以解之傷寒下之大過胃中無熱飲水無力白术散又有大下之後其熱不退再三下之熱愈甚若下之不止其人脈微氣虛氣弱不加以法無可生之理至此下之亦死不下亦死但用涼膈合解毒湯調之陽熱退除陰脈漸生爲之妙法下之前後無問日數餘熱不解小柴胡湯汗下後胃虛大橘皮湯汗下後胸膈滿悶赤茯苓湯

在上涌之

言病在膈者當用瓜蒂散吐之或表証罷邪熱入裏結於胸中煩滿而飢不能食四肢微厥而脈乍急者宜瓜蒂散吐之傷寒頭疼久不愈令人喪明胸膈亦有宿痰故也當先涌之次以白虎湯加減

在下泄之

言病畜熱下焦則承氣抵當之類泄之而可也

合病

三陽合病腹滿身重難以轉側口燥面垢譫語遺尿如悞發汗則譫語益甚下之則便厥額上汗出後必發黃

白虎湯

兩感

兩感謂一日太陽少陰兩証俱見二日陽明與太陰俱病三日少陽與厥陰俱病前六經之証是也小柴胡湯涼膈散五苓散天水散通聖散雙解散大柴胡湯可選用之熱勢甚欲可下者三乙承氣湯或解毒合承氣湯

痓病

痓之爲病發熱腹滿口噤頭搖瘈瘲不語項强背直腰身反强或目痛或目赤或閉或反目或足温或妄行其脉沉弦而遲或帶緊者無汗曰剛痓有汗曰柔痓通宜

三乙承氣湯合解毒下之

頭疼

頭疼之証無問風寒暑濕雜病自汗頭疼俱宜白虎湯或加川芎荆芥尤妙頭疼久不愈必致喪明宜先涌痰次用白虎加減風眩痰逆喘嗽頭痛半夏茯苓湯頭痛肢體痛黃連解毒湯頭疼口乾桂枝甘露飲風痰喘嗽頭疼白虎半夏橘皮湯風熱頭疼心煩昏憒人參石膏湯傷寒壯熱頭疼不卧散

身疼

身疼之証無問風寒通解散表熱甚頭項肢體疼痛黃連解毒湯傷寒瘟疫遍身疼痛少力頭旋腰脚麻重嘔噦壯熱減食三乙承氣減硝加貫衆紫河車入金銀煎名銀煎散中濕一身盡痛五苓散

腹脹滿痛

腹脹滿脈沈者以三乙承氣湯合解毒下之諸腹滿實痛煩渴譫妄脈實數而沈者無問日數三乙承氣湯少陽証腹中痛者小柴胡去黃芩加芍藥湯少陽證脇下痞鞕者小柴胡去棗子加牡蠣太陰証腹滿時痛桂枝加芍藥痛甚加桂枝大黃

往來寒熱

往來寒熱屬少陽一日二三作來往無期用小柴胡湯主之

潮熱

潮熱屬陽明一日一發日晡而作也陽明裏熱極甚或吐下後不解大便五六日至十餘日日晡潮熱心胸煩熱而懊憹如瘧壯脈沈實者三乙承氣湯陽明少陽合病下利日晡發熱如瘧者大柴胡湯通宜三承氣合解

自汗

自汗者不發表解肌自出汗也傷風自汗也傷風自汗桂枝湯傷寒自汗脈沈數而實表裏俱熱者三陽合病自汗者厥逆自汗者頭疼自汗者傷寒自汗未解半入於裏者中暑自汗脈虛者俱宜白虎湯傷寒寢汗不止白虎湯加麻黃根浮麥傷寒汗下後自汗脈虛熱不已白虎加人參蒼朮服之汗止身涼通仙之法也

中暑自汗白虎湯後以清滲湯調之自汗多宜武人參

石膏湯

自利并悞下

自利者不經下藥攻裏而自利也脈浮表不解自利或小便不利者五苓散一切瀉痢間作桂苓甘露飲溫濕內甚而作痢者黃連解毒湯或自利清水色純青心下痞痛口燥者皆濕熱相傳於腸胃之內而成下利者三一承氣湯當汗而反下反不成結胸而但下利清穀不化表証在表熱裏寒也急以四逆湯溫裏利止裏和急以桂枝解表或用巴豆熱藥下之而協熱利不止皆宜

五苓散止利兼解表

小便不利

小便不利者小便難而赤澁也中暑并傷寒大發汗後胃中乾煩燥不得眠脈浮小便不利微熱煩渴者口乾煩渴小便不利者小便赤澁通宜五苓散桂苓甘露飲主之

嘔吐

凡嘔吐者火性上炎也無問表裏通宜涼膈散傷寒雜病一切嘔吐調胃承氣湯煩悶乾嘔黃連解毒湯嘔吐

煩渴者桂苓甘露飲五苓散眩咳嘔者白虎加半夏橘皮傷寒嘔吐四肢厥逆清冷調胃散濕溫內甚惡心嘔吐者白虎解毒湯

吐瀉

吐瀉者上吐下瀉亦名霍亂也一切吐瀉霍亂通宜五苓散益元散白朮散吐瀉霍亂煩渴并中外諸邪所傷而吐瀉腹滿痛悶者並皆桂苓甘露飲淡滲湯

喘嗽

大熱喘嗽而滿者黃連解毒湯或熱甚咳嗽悶亂三乙

承氣湯少陽咳者小茈胡去人參大棗生薑加五味子乾薑喘嗽頭疼者茯苓半夏湯咳嗽者白虎湯加半夏桔梗咳嗽不已人參石膏湯或宣武人參石膏湯痰逆咳嗽半夏橘皮湯汗之後氣悶咳嗽五味子湯

渴

凡口乾煩渴者傷寒汗出而渴者飲水反吐名曰水逆俱宜五苓散少陰病二三日口燥咽乾三乙承氣湯或裏熱燥甚傷寒怫鬱留飲不散煩渴不止則腹高起痛不可忍但嘔冷涎大渴不能飲飲亦不能止其渴喘急

悶亂但欲死者三乙承氣湯熱下咽立止其渴有若無病之人須與大汗而愈至此往往多有不利而汗出亦有藥力但隨汗之宣通不利而愈或汗吐下後煩渴口乾脈浮大白虎湯加人參煩燥多渴涼膈散加滑石

煩燥

傷寒煩燥多渴涼膈散加滑石中暑傷寒汗後煩燥五苓散一切火熱狂躁喘滿黃連解毒湯煩躁而渴白朮散或加滑石甚者加薑汁

懊憹　虛煩　不得眠

懊憹煩心反復顛倒不得眠者煩熱怫鬱於內而氣不能宣通也或胸滿結痛或煩微汗出虛煩者梔子湯主之或氣少者加甘草一錢或嘔者及初悞以圓藥下者加生薑半兩凡懊憹虛煩者皆用涼膈散甚佳及宜湯濯手足使心胸結熱宣散而已心煩腹滿坐臥不安梔子厚朴湯主之或陽明病下之後燥熱而懊憹者三乙承氣湯汗後煩燥不得眠五苓散或涼膈散口燥呻吟錯語不得眠五苓散黃連解毒湯煩心者涼膈散少陽証胸中煩而不嘔者小柴胡去半夏人參加瓜蔞實主之

留飲

一切留飲不散五苓散桂苓甘露飲黃連解毒湯涼膈散白虎湯小陷胸湯三乙承氣湯選用傷寒表未罷心下有水氣乾嘔發熱而咳或嘔或利或噎或小便不利小腹滿或喘者小青龍湯

痞

傷寒表裏俱熱下証未全法當和解悞下之蚤則成痞心下痞滿而不痛按之虛軟者痞脈浮而尚惡寒者表

未解也當先桂枝解表已而後用大黃黃連瀉心湯攻痞也或只用五苓散使除表裏甚良或痞惡寒而汗出者或痞而煩小便不利者或痞留飲爆熱下利者或已成痞因藥倘不止以其痞滿悞更下之其痞轉甚嘔噦下利心煩躁者無問痞脈浮沈並宜生薑煎湯調下五苓散頻服之或痞不已則後亦爆熱煩滿或譫妄脈沈無他証者宜大黃黃連瀉心湯或小陷胸湯亦可下早成痞檳榔散

結胸

結胸之証有三不按而痛者名大結胸按之而痛者名小結胸心下怔忡頭汗出者名水結胸也汗下之後不大便五六日舌乾而渴日晡少有潮熱從心下至小腹鞕滿而痛不可近而脈沈緊滑數或但關脈沈緊者宜大陷胸湯或陷胸圓下之或脈浮者表未罷也不可下下之則死宜小陷胸湯及小柴胡湯之類和解之表罷者方可下之或結胸雖脈浮而裏熱勢惡須可下者宜三乙承氣湯分作三次約三時許服訖得利甚良雖未稍減脈必沈病微者止用三乙承氣半服按法而下之

裏熱甚者以大陷胸湯大半服而下之或但結胸別無大段熱証但頭微汗出脈沈滑者水結胸也通宜大陷胸小結胸心下按之而痛脈浮而滑別無大段熱証及水結胸者小陷胸湯傷寒下之太早結胸黃連解毒湯加枳殼傷寒結胸虛痞涼膈散加枳殼桔梗或但自熱結胸者其胸高起腹雖不滿而但喘急悶結譫妄昏冒關脈沈數而緊者用大承氣湯加甘遂一錢匕下之表証罷熱入裏結於胸中煩滿而饑不能食微厥而脈乍緊者瓜蒂散吐之太陽中風下利嘔逆表証罷乾嘔短

氣不惡寒熱熱汗發作有時頭痛心下痞鞕滿引脇下痛者十棗湯結胸而發黃者茵陳湯陷胸湯各半服下之協熱下利不止更結胸發黃茵蔯湯五分陷胸湯三分大承氣湯二分下之爲佳脈浮不可下者小陷胸湯合小柴胡湯

血証

太陽病日深表証仍在循經熱畜於下焦脈微而深不結胸而發狂者熱在下焦小腹當鞕滿小便自利也血下而愈宜攻之或太陽病身黃脈沈者循經而畜熱下

焦也小腹鞕小便不利爲無血小便自利如狂者瘀血症或陽明畜熱內甚而譫妄或狂大便雖鞕而反易其色者有畜血也或無表裏証但發熱日深脈浮者亦可下或已下後脈數胃熱消穀善饑數日不大便有瘀血也並宜抵當湯下之傷寒有熱小腹滿小便自利者爲有血也當下未敢用湯用抵當丸最爲穩當太陽病不解而畜熱下焦先以桂枝解表已而下血宜桃仁承氣湯或抵當圓攻之傷風汗下不解熱鬱經絡隨氣湧泄爲衂或淸道閉流入胃脘吐出淸血及鼻衂吐血不盡

餘血停留以致面黃大便黑犀角地黃湯發狂加黃芩大黃

譫語

譫語發狂三乙承氣湯合解毒湯下之若傷寒過經譫語以有熱也當以湯下之若利小便大便當鞕而下利脈和者醫以圓藥下之非其治也若自利者腹當厥今反和此爲內實調胃承氣湯或涼膈散通用

發黃

陽明病表熱極甚煩滿熱鬱留飲不散以致濕熱相搏

而身體發黃其候但頭汗出身無汗齊頸而還小便不利渴飲水漿者身體發黃宜茵陳湯調下五苓散結胸而發黃者茵蔯同陷胸湯各半下之或悞服熱毒圓藥下之反損陰氣遂恊熱利不止更或結胸而發黃者用茵陳湯五分陷胸湯三分承氣湯一分下之或兩感發黃者用茵陳湯加黃連解毒湯一服急下之頭微汗小便利而發微黃者濕熱微也梔子蘗皮湯發黃甚者茵陳合三乙承氣湯

發斑

發斑下証未全涼膈散未曾下胃熱發斑白虎湯加人參白朮陽明胃熱發斑脈洪須可下者三乙承氣湯下之傷寒胃熱發斑涼膈散加滑石調五苓散甚妙傷寒七八日發黃有斑微熱腹滿者或痰實壅上雖諸承氣湯不過者仲景曰寸脈浮滑者可用瓜蔕散吐之

發狂

傷寒發狂奔走罵詈不避親疎此陽有餘陰不足三乙承氣湯加當歸薑棗名當歸承氣湯以利數行候微緩以三聖散吐之後用涼膈散洗心散黃連解毒湯調之

譫妄發狂踰垣上屋赴井投河皆爲陽熱極甚用三乙承氣合解毒下之驚悸顛狂三乙承氣湯發狂極甚投河入井者三下不過不可下攻便當涌之以瓜蒂散吐出痰涎宿物一掃而愈後以甘露飲之類調之

發戰

凡熱病大汗將出而反寒戰者表之証氣與邪氣併甚於裏火熱亢極而反兼水化制之反爲寒戰脈微欲絕者三乙承氣湯或十棗湯下之凡欲作汗無問病之微甚或已經新下者或下証未全者但以涼膈散調之甚

者黃連解毒湯或下後二三日或未經下腹滿煩渴脈沈實而有裏証者三乙承氣湯下之勢惡者加黃連解毒湯或戰不快者或戰後汗出不快者或戰數次經大戰而汗不當者乃并之不甚而法之不達通宜三乙承氣湯或更加黃連解毒湯下之以散怫熱而開鬱結也

發厥

或表熱極甚而恐承氣不能退者或已下後而熱不退者或畜熱內甚陽厥極深以陽氣怫鬱不能營運於身表四肢以致通身清冷痛甚不堪項背拘急目青睛疼

昏發則不識人循衣摸床惕而不安直視微喘三乙承氣湯

勞復食復

汗下後勞復柴胡飲子飲酒復則黃連解毒湯或雙解加黃連在裏者三乙承氣湯在表者益元散或雙解散半表半裏大柴胡湯小柴胡湯涼膈散解毒湯調證用之食復三乙承氣湯

傷寒標本卷上終

傷寒標本心法類萃卷下　　江陰朱氏校刊本

金　河間劉完素著

麻黃湯　一

麻黃六錢　桂枝四錢　甘草二錢　杏仁七枚

右作二貼水二鍾煎八分取汁麻黃性熱惟冬及春兼病人素虛寒者乃用正方夏至之後服之必發斑黃須加知母半兩石膏一兩黃芩一分桂枝加減月令同

桂枝湯　二

桂枝　芍藥各二錢半　甘草一錢半

右作一貼薑三片棗一枚煎服取微汗倍加芍藥名桂枝芍藥湯加大黃名桂枝大黃湯金匱方曰太陽病自汗而小便數者不可與桂枝湯

桂枝葛根湯　三

桂枝　芍藥　甘草各二錢半　生薑四錢

大棗二枚　葛根五錢二分

右作二服水煎取微汗

葛根湯　四

柴胡三錢 黃芩一錢半 將軍七錢 芍藥一錢半

半夏一錢 枳實二錢

右作一貼，生姜五片，棗一枚，煎。大柴胡合三乙承氣湯，合黃連解毒湯，合大承氣湯

小柴胡湯 九

柴胡八錢 黃芩 甘草 人參各三錢 半夏二錢半

右五錢，生姜五片，棗一枚，煎溫服

一法本方合涼膈天水 一法本方合涼膈散

一法本方合解毒湯 一法本方去棗子加牡蠣

一法本方去人參大棗生姜加五味子乾姜

一法本方去半夏人參加栝蔞實

大承氣湯 十

大黃 芒硝各二錢 厚朴四錢 枳實三枚

右作一貼，水二鍾，先煎厚朴枳實，次下大黃，煎取八分，去滓入硝，煎一二沸，放溫服

一法本方加甘遂末一錢七

調胃承氣湯 十一

大黃三錢　芒硝二錢　甘草一錢半

右作一貼水二鍾煎温服

小承氣湯　十二

大黃三錢　厚朴一錢半　枳實一錢

右作一貼水二鍾煎温服

三乙承氣湯　十三

大黃二錢　芒硝一錢半　厚朴一錢半　枳實一錢

甘草二錢

右作一貼水煎温服

一法本方減硝加貫衆紫河車入金銀煎名銀煎散

一法本方加當歸姜棗名當歸承氣湯

桃仁承氣湯　十四

桃仁去皮尖　芒硝一錢半　大黃二錢　桂枝

甘草各一錢半

右作一貼水煎空心服

犀角地黃湯　十五

犀角　白芍藥　牡丹皮各五分　生地黃四錢

右作一貼水煎有熱加黃芩一錢發狂血証加大黃

本方無大黄血証內有

大陷胸湯　十六

大黄二錢　芒硝二錢半　甘遂一分些小便是

右作一貼水煎溫服未快再服勢惡不利以意加之

大陷胸圓　十七

大黄半兩　芒硝二錢半　葶藶三錢炒另研　杏仁十二枚炒

右大黄末下葶藶杵羅研杏仁芒硝如泥圓如彈子大每服一丸入甘遂末三字白蜜半匙水一鍾煎至半鍾溫服當一宿未利再服

小陷胸湯　十八

半夏　黄連　栝蔞實一枚四分用之

右作一貼水煎溫服未利再服黄涎即愈

一法本方合小柴胡湯

抵當湯　十九

水蛭炒　虻蟲各七箇去足翅炒　杏仁七枚

大黄二錢半

右作二貼水煎再服

抵當圓　二十

水蛭炒　虻蟲各七箇去足翅炒　杏仁七枚
大黃二錢半
右細末煉蜜作二圓用水二鍾煎一圓至六分溫服
晬時血未下再服

黃連解毒湯　二十一

黃連　黃蘗　黃芩　梔子
每服五錢水煎溫服　本方合大承氣湯
一法本方加枳殼　本方合三乙承氣湯
一法本方加甘遂末一錢匕本方合調胃承氣湯

一法本方合涼膈天水散

白虎湯金匱方云太陽病無汗而渴者不可服　二十二

知母一錢半　甘草一兩　粳米一合　石膏四兩
右五錢水煎溫服　一法本方加蒼术
一法本方加人參蒼术　一法本方加半夏橘皮
一法本方加半夏桔梗　一法本方合解毒湯
一法本方加人參白术　一法本方合涼膈散
一法本方加麻黃根浮麥

涼膈散　二十三

連翹一兩　黃芩半兩　梔子半兩　甘草半兩
朴硝一分　薄荷　大黃半兩
右五錢水煎入蜜少許　一法本方合解毒湯
一法本方加滑石　一法本方加桔梗枳殼
一法本方合天水散　一法本方加滑石調五苓散

五苓散金匱方云陽明病汗多而渴者不可服　二十四

猪苓　伏苓　白朮各五錢　桂心一分
澤瀉一兩
右或調或煎　一法本方加生姜汁調服

澹滲湯即五苓合益元是也　二十五

瓜蒂散　二十六

瓜蒂細剉炒　赤小豆等分又用茶少許
右為末豆豉半合水一盞半煑汁半盞調下一錢匕
不吐加服
頭痛加鬱金　脇痛加蝎稍

三聖散見吐門　二十七

食前先食虀汁半盞後調藥服一半用鵞翎探引吐
出如吐少更以熱虀汁投之不已用麝香煎湯服半

餞立止

梔子湯　二十八

大梔子七枚　豆豉半合

右以水煎梔子至一盞半入豆豉煮至半盞溫服

梔子蘗皮湯　二十九

大梔子十五枚　黃蘗半兩　甘草二錢半

右㕮咀水二鍾煎

梔子厚朴湯　三十

大梔子七枚　厚樸半兩　枳實二錢

右㕮咀水煎

十棗湯　三十一

芫花　大戟　甘遂等分

右為末水一餞棗十枚劈開煮汁半餞調藥末半錢

七實者一錢七

茵陳湯　三十二

茵陳一兩　大戟半兩　梔子十枚

右五錢水煎　本方合陷胸湯　本方合大承氣湯

本方五分陷胸湯三分大承氣二分

本方解毒湯

大黃黃連瀉心湯　三十三

大黃　黃連　黃芩等分

右五錢水煎

一法如生姜甚良

桂苓甘露飲即五苓散加寒水石石膏　三十四

右爲末或温湯或新水生姜湯調或煎

一方不用猪苓　一方加甘草

一方有人參藿香木香葛根滑石甘草共一十三味

一名桂苓白术散

人參石膏湯　三十五

人參二錢半　白术半兩　知母半兩　黃芩三錢

川芎半兩　茯苓半兩　半夏　山梔三錢

甘草一兩　石膏三兩

右㕮咀姜煎

崔宣武人參石膏湯　三十六

人參二錢　石膏一兩　川芎二兩　黃芩二錢

茯苓　防風各一錢　甘草五錢

右五錢水煎

半夏橘皮湯　三十七

半夏　陳皮　甘草　人參

茯苓　厚樸各二錢半　葛根半兩

右五錢姜五片

茯苓半夏湯　三十八

茯苓　半夏　生姜各一錢取汁素問藥証用水一大盞煎至四分絞汁卻下生姜汁服

右水煎　一方加黄芩甘草陳皮各一錢

大橘皮湯　三十九

陳皮　甘草各一兩　人參二兩

右五錢姜三片

赤茯苓湯　四十

陳皮　甘草各一兩　人參二兩　半夏

白术　川芎　赤茯苓各半兩

右五錢姜五片

檳榔散　四十一

檳榔　枳殼等分

右爲末三錢黃連煎湯調下或黃連解毒湯調下或瀉心湯調下

白术散　四十二

白术　茯苓　人參　藿香各半兩

甘草　葛根各一兩　木香二錢半

右末白湯調下二錢熱加滑石或加生姜

四逆湯　四十三

甘草一錢　乾姜一分　附子中者半箇

水煎温服

五味子湯　四十四

五味子半兩　麥門冬　人參　杏仁

陳皮二錢

右五錢姜棗煎

不卧散　四十五

川芎一兩半　石膏七錢半　藜蘆半兩　甘草

人參　細辛各二錢半

右爲末口噙水搐鼻少時飲白湯半碗汗出而解

一方無人參細辛

川芎湯

川芎　藁本　蒼朮等分

右爲末湯調三錢須臾嘔汗便解

茈胡飲子

柴胡　人參　甘草　大黃

當歸　芍藥

右剉五錢薑五片水煎　崔宣武加半夏五味子桔梗

劉庭瑞方　四十六

柴胡　甘草二兩　黃芩　當歸

芍藥一兩　參　半夏　大黃

大勞熱五七分以爲度

北金散　四十七

荊芥　麻黃　白芷　細辛

何首烏　菊花　防風　石膏

川芎　薄荷　全蝎　草烏

右爲末各等分每服一錢煎服或茶酒送下

水銀　舶上硫黃

右研至黑服一錢末飲下重者二錢

通神散河間另有六神通解散於此加麻黃發汗最佳
和劑方中葱白散於此去黃芩滑石加川芎白朮乾
葛亦妙方也　四十九

蒼朮　石膏四兩　甘草　黃芩二兩

滑石六兩

益元散　即天水散　五十

滑石六兩　甘草一兩

右爲末水調或加蜜或葱豉湯調一名天水散又名
六一散

通聖散　五十一

防風　川芎　當歸　芍藥

大黃　薄荷　麻黃　連翹

芒硝各半兩　石膏一兩　黃芩　桔梗各一兩

滑石一兩　甘草二兩　荊芥　白朮

梔子各二錢半

右剉五錢姜五片水煎

雙解散　五十二

益元散　通聖散各半兩

右一兩姜葱豉水煎此藥雙解加減在通聖散註中

黃連香薷飲　五十三

香薷一兩　厚朴半兩　白扁豆二錢半　香連三錢

右剉五錢入酒少許水煎冷服

治腰腳骨骱痛不止

用葳靈仙煎酒食前溫服極妙

無憂丸　治一切食積氣積茶積酒積瀉痢氣蠱腹脹

膨悶肚腹疼痛

黑牽牛一斤取末十二兩　檳榔好者二兩　豬牙皂角二兩

三稜二兩　莪朮二兩各用好醋浸濕紙煨香熟取出切碎

右同前藥晒乾為末又用大角二兩煎湯打麪糊為丸每服二錢半白湯送下茶亦可姜湯下

太乙神鍼

羌活　獨活　黃連各四兩為末　麝香二錢

乳香二錢

右用三月三日艾四月八日亦可曬乾打茸入前藥

末和勻用好白紙卷包前藥如筯大治風痺或在腿或在腰在肱灸七炷二七炷三七炷甚妙

治風蟲牙疼方

防風去蘆　草烏去尖　細辛去葉　巴豆去殼油各等分

右各味等分爲細末擦牙痛處涎出立止切勿嚥下如食飲食以鹽湯灌漱飲無碍

神効追蟲取積感應丸廣大至道高士沈道盛傳

檳榔半斤　樟柳根半斤　管仲半斤　大黃半斤

三稜四兩醋煮　雷丸四兩醋煮　莪茂二兩醋煮　木香二兩

使君子四兩取肉　芫花一兩　苦練根皮八兩

黑牽牛二斤半取頭末十兩爲衣　皂角　茵陳

藿香

自檳榔至牽牛爲末外用皂角等三味濃煎汁爲丸如梧桐子大每服三錢重

金刀如聖散又名惡瘡方

茅山蒼朮六兩米泔浸一日一夜　白芷二兩

川烏四兩去皮臍生用　防風四兩淨生用

細辛三兩去土淨　白朮二兩五錢　草烏四兩

本方用兩頭尖無則

川芎四兩　雄黃五兩另研細末入藥

右件俱各生用晒乾為末用度

一切金瘡及多年惡瘡用自己小便洗過帖藥立効破傷風緊急用好酒調藥半錢或一錢服之蛇傷入枯白礬少許調藥付之蝎蜇傷用吐服蓋之汗也如汗不出再服或涎出亦驗傷處付藥可

風狗咬傷處口噙水洗淨將藥貼傷處

湯火傷盪者以新汲水調藥付之

雷頭風并乾濕癬麻痺每服半錢服之立効

蘆薈丸　治小兒痞疾疳癆肚大腹脹面黃肌瘦脾胃不和驚積食積並皆治之

蘆薈　麥蘖　胡黃連各一兩　黃連五錢

蕪荑　肉豆蔻　龍膽草　木香各四錢

川楝子五十箇取肉　三稜　蓬朮各六錢

檳榔八錢　史君子六十箇　陳皮　青皮各八錢

麝香一錢半　神麯一兩半　乾蝦蟆

右為細末薄荷猪膽汁為丸粟米大每服一錢空心米湯下

無價寶一名壯陽丹　專治五勞七傷四肢無力脚腿沈困骨節酸疼面目無光陽痿不起下元虛冷夢失精液服至十夜面目光滑二十夜老轉少年一月後陽道復原四十夜增進飲食至一百日萬病皆除冬不寒夏不熱鬚髮不白婦人服之强陰煖子宮陰陽有益最有功効

川楝子二兩　牛膝一兩酒浸　梹榔一兩　白芍藥五錢

兎絲子一兩另研酒浸　蛇床子一兩　乾姜五錢

穿山甲一大片酥炙　蓮肉一兩不去心　乳香三錢另研

沈香三錢另研　白檀香五錢另研　鹿茸一兩炙　巴戟一兩

大茴香一兩　仙靈皮三錢　破故紙五錢　鳳眼草三錢

胡蘆巴五錢　人參一兩　澤瀉一兩　山藥一兩

五味子一兩　熟地黃二兩　麥門冬　白從蓉

茯苓各一兩

右二十七味除乳香沈香白檀香兎絲子四味另研為細末其餘二十三味各搗爛為細末同前四味煉

蜜爲劑同搗一二百千杵丸如梧桐子大每服三十丸增至九十九丸好酒送下以乾物壓之修合之日再加丁香一錢

膏藥方和尚傳

黃香三斤　麻黃半斤　穿山甲

白芨二味各少許做點藥　蓖麻四十九粒研細

定子藥

白礬一兩火煅同信一處　信五錢

沒藥二錢　辰砂五分　乳香二錢

麪糊爲定

生肌散

龍骨火煅　赤石脂火煅各半兩　乳香

沒藥　海鰾硝　輕粉

全蝎洗焙乾各一錢　血竭二錢　黃丹一錢

右爲末待瘡頭落盡此藥塡滿在瘡口上以膏藥貼之一日甘草湯洗二次膏藥一二日一換

追風托裏散

甘草　黃蓍　當歸　芍藥

白芷　防風　川芎　官桂

瓜蔞仁　金銀花　桔梗

每服水酒共三鍾煎至一鍾空心服

象牙丸

象牙五錢　蜂房三錢　蟬蛻三錢　木香三錢

没藥一錢　乳香三錢　全蝎一枚　殭蠶三錢

先將黄蠟半斤化開待黑色過卻將前藥爲細末入蠟內攪勻傾入水內取出令定爲丸如棗大每服空心一丸滚酒化開連三日三服待藥從漏痕出隔三

日再一服第五日再服一丸後下定子藥

傷寒標本卷下終

图书在版编目(CIP)数据

伤寒标本心法类萃 /（金）刘完素撰，（明）王肯堂辑. —北京：中国书店，2013.6

（中国书店藏版古籍丛刊）

ISBN 978-7-5149-0530-4

Ⅰ.①伤…　Ⅱ.①刘…②王…　Ⅲ.①伤寒（中医）—研究—中国—金代　Ⅳ.①R222.29

中国版本图书馆CIP数据核字（2012）第245103号

ISBN 978-7-5149-0530-4

中國書店藏版古籍叢刊

傷寒標本心法類萃　一函一册

作者　金·劉完素 撰　明·王肯堂 輯

出版發行　中國書店

地址　北京市西城區琉璃廠東街一一五號

郵編　一〇〇〇五〇

印刷　北京華藝齋古籍印務有限責任公司

版次　二〇一三年六月

書號　ISBN 978-7-5149-0530-4

定價　三六〇元